ÉTUDE

SUR

LES HERNIES

DU PLANCHER DU BASSIN

PAR

LE DR F. BOCCARD
Ex-Interne des Hôpitaux de Grenoble

LYON
A. REY, IMPRIMEUR DE LA FACULTÉ DE MÉDECINE
4, RUE GENTIL, 4

1895

ÉTUDE

SUR LES

HERNIES DU PLANCHER DU BASSIN

ÉTUDE

SUR

LES HERNIES

DU PLANCHER DU BASSIN

PAR

LE DR F. BOCCARD
Ex-Interne des Hôpitaux de Grenoble

LYON
A. REY, IMPRIMEUR DE LA FACULTÉ DE MÉDECINE
4, RUE GENTIL, 4

1895

AVANT-PROPOS

Le but que nous nous sommes proposé est une étude générale des faits de hernies du plancher du bassin épars dans la littérature chirurgicale, sans apporter ici des exemples nouveaux de ces hernies. Nous comprendrons sous ce nom les hernies qui se forment sur la circonférence du détroit inférieur du bassin, c'est-à-dire les hernies ischiatiques, et celles qui se font dans les parties molles qui le ferment, hernies périnéales. Nous considérerons ces dernières séparément chez l'homme et chez la femme.

Mais avant de commencer cette étude, nous nous faisons un devoir d'adresser nos plus sincères remerciements à ceux qui nous ont guidé dans nos études médicales :

A M. le professeur Pollosson qui a bien voulu nous faire l'honneur d'accepter la présidence de cette thèse;

A M. Jaboulay qui nous l'a inspirée et nous a aidé de ses conseils;

A MM. Girard, Bertholiet, Nicolas, Montaz, Périol auprès desquels nous avons rempli les fonctions d'interne dans les hôpitaux de Grenoble.

ÉTUDE

SUR LES

HERNIES DU PLANCHER DU BASSIN

CHAPITRE PREMIER

Hernie ischiatique.

La hernie ischiatique paraît la plus rare de toutes les hernies décrites jusqu'à ce jour. Les classiques ne font que la signaler. Tilliaux n'en fait même pas mention dans son *Traité d'anatomie topographique* et Richet attend de nouvelles observations pour en parler d'une manière certaine.

Nous trouvons une nouvelle preuve de cette rareté dans les différentes statistiques de hernies. Le Dr Nivet qui a réuni pendant près de dix ans les observations de hernies à la Salpêtrière n'en rapporte pas de cas. Même absence dans la statistique de Malgaigne qui a relevé toutes les statistiques de recrutement et qui est arrivé à cette conclusion qu'à l'âge de la circonscription un sujet sur trente est affecté de hernie et un sur trois à soixante-dix ans.

On compte actuellement, dans la littérature médicale

française et étrangère, dix-sept à dix-huit observations de hernie ischiatique. Nous les signalons en passant.

La première observation est due à Papen[1] qui la publia en 1750. Il s'agissait d'une femme de la campagne, âgée de cinquante ans, morte subitement en travaillant. Elle présentait une tumeur volumineuse, allant de la fesse au gras de la jambe.

Cooper[2] emprunte à Jones l'observation d'un homme mort après quelques jours de malaise, de hoquet, de troubles intestinaux, et qui présentait une hernie de la fesse.

Verdier cite d'après Bertrand[3] un cas qui a beaucoup d'analogie avec celui de Papen.

Camper[4] trouva une hernie ischiatique à la dissection d'un cadavre de femme.

Lassus[5] parle d'un malade qui présentait à la partie postérieure et inférieure du bassin une tumeur oblongue du volume du poing, tumeur qui fut diagnostiquée par les uns hernie, par les autres lipome.

Malgaigne[6] rapporte, dans le *Journal de chirurgie* de l'année 1845, un cas de hernie obturatrice compliquée de hernie ischiatique. Cette observation est due au Dr Olivar de Santiago.

Schreger[7] cite deux cas de hernie congénitale. Dans le

[1] Papen, *in* Haller, *Disput. chirurg.*, t. III.

[2] Cooper, *Œuvres chirurgicales*, traduct. Chassaignac.

[3] *Mém. de l'Acad. royale de chirurg.*, t. IV.

[4] *Démonstr. Anato. path.*

[5] *Path. chirurg.*

[6] *Journal chirurg.*, t. III, 1845.

[7] *Chirurg. Versuche*, t. II.

premier cas, la tumeur ronde, élastique, siégeait au côté droit de l'anus. Cette tumeur s'étant ulcérée, on reconnut la présence de l'intestin qui fut réduit et maintenu par un bandage. Chez le second sujet, la tumeur était ronde, pédiculée, indolente et irréductible. On pensa à un kyste et on trouva une hernie.

Meinel [1] relate dans le *Journal de Prague*, 1849, le cas d'une petite fille, âgée de quelques jours, laquelle présentait une tumeur ronde du volume du poing sur la fesse droite. On l'ouvrit, il s'écoula du liquide et l'intestin parut. L'enfant mourut quelque temps après. Knüppel [2] rapporte la même année le fait suivant : Un homme, âgé de trente-trois ans, présente une tumeur molle, réductible, dans la fesse droite ; cette tumeur descend jusque dans le milieu de la cuisse. On la ponctionne et elle s'affaisse. On intervient peu après et on trouve une poche lardacée qui ne contenait que du liquido.

Schillbach [3] raconte en 1869 qu'une femme de cinquante ans mourut après avoir présenté des phénomènes d'étranglement. On trouva à l'autopsie l'ovaire hernié.

Crosse [4] cite dans le *Journal de Dublin* un cas de hernie ischiatique produite dans un effort et qu'il diagnostiqua. Chénieux de Limoges présente en 1890 à la Société de chirurgie une observation de hernie ischiatique de l'ovaire.

Vassillieff étudie la hernie ischiatique dans la *Revue de*

[1] In *Vierteljarjschrift de Prague*, 1849.

[2] *Med. Zeitschrift für Heilkund.*

[3] *Zeitschr. für Med. et Natur*, 1869.

[4] *Dublin journal*, 1873.

chirurgie 1891, puis Schwal [1], à propos d'un cas constaté par le Dr Blum à l'hôpital de Saint-Antoine. A ces cas, nous devons en ajouter deux autres rencontrés fortuitement par Jaboulay en opérant des myxomes de la fesse.

ANATOMIE PATHOLOGIQUE

Elle est peu connue, car les autopsies sont peu nombreuses et celles qui ont été rapportées, assez confuses. Nous les résumons et nous tâcherons d'en tirer quelques conclusions.

Le malade de Papen présentait une tumeur volumineuse qui s'étendait de l'anus au gras de la jambe. Sa forme était celle d'une bouteille, à base ovalaire, longue de 20 pouces. Le pédicule s'étendait sous le muscle grand fessier, du côté droit de la marge de l'anus, jusqu'au sacrum. A l'ouverture du sac on trouva une grande quantité d'intestin, presque tout l'intestin grêle, l'épiploon, la partie inférieure du côlon, une grande partie du rectum et la partie supérieure du côlon. La matrice était obliquement dirigée vers l'orifice; l'ovaire droit, rempli d'hydatides, et la trompe étaient inclus dans le sac.

Cooper donne une description plus nette du trajet de la hernie. Chez son malade l'iléon était descendu dans le bassin, sur le côté droit du rectum. Une anse de cet intestin faisait hernie hors du bassin en passant par l'échancrure sciatique. En examinant plus attentivement, on constata sur les côtés du bassin un petit orifice placé

[1] Mémoire sur la hernie ischiatique (*Archiv. de méd.*, juillet 1892).

un peu en avant du nerf sciatique, à la partie antérieure du muscle pyramidal. Le doigt introduit dans cet orifice pénétrait dans le sac situé sous le grand fessier. La membrane cellulaire qui unit le nerf sciatique aux parties environnantes situées dans l'échancrure avait cédé à la pression, refoulant le péritoine au devant de lui. L'orifice du sac herniaire était placé en avant de l'artère et de la veine iliaque interne, au-dessous de l'artère et de la veine obturatrices. Le collet du sac était en avant du nerf sciatique, le fond en rapport en arrière avec l'artère fessière, en avant avec le nerf sciatique. Sa partie supérieure répondait aux os, la partie inférieure aux muscles et ligaments.

Camper remarqua que la hernie de la femme qu'il disséquait sortait entre le ligament sacro-sciatique et l'os, près du nerf sciatique.

Schreger trouva chez le sujet qu'il avait opéré la vessie herniée, qui formait deux poches réunies par un canal rétréci siégeant dans l'échancrure sciatique, entre le muscle pyramidal et le jumeau.

Meinel rencontra un sac adhérent au tissu musculaire environnant. Dans ce sac étaient des anses intestinales recouvertes de fausses membranes. Le collet était au-dessus du muscle pyramidal.

L'ovaire faisait hernie, dans le cas de Schillbach, entre le grand et le petit ligament sacro-sciatique.

Comme on le voit, les autopsies sont rares et des considérations sur l'anatomie normale de la région sont nécessaires pour la clarté de ces cas.

L'échancrure sciatique est divisée en deux orifices par les ligaments sacro-sciatiques : un supérieur limité en haut par le rebord osseux de l'échancrure, en bas par le bord supérieur du grand ligament, en dedans par les bords du sacrum et en dehors par l'arcade osseuse ; un inférieur, compris entre le bord inférieur du grand ligament et le bord supérieur du petit ligament sacro-sciatique. L'orifice supérieur se trouve lui-même divisé en deux par le muscle pyramidal. Par la partie supérieure sortent les vaisseaux et nerf fessiers, par l'inférieure les vaisseaux et nerfs honteux qui rentrent dans le bassin par l'orifice inférieur de l'échancrure sciatique.

Vassillieff admet que ces orifices livrent passage aux hernies. Il appelle sus-pyramidale celle qui sort au-dessus du muscle, sous-pyramidale celle qui sort au-dessous, et sous-épineuse celle qui se fait entre les deux ligaments. Nous rattacherons les cas de Cooper et Schreger à la première variété ; ceux de Cooper et de Meinel à la seconde et celui de Schillbach à la troisième.

Dans la hernie sus-pyramidale le collet du sac sera en rapport en haut avec l'arcade osseuse, en bas et en dehors avec le muscle pyramidal, en dedans avec l'artère fessière. Le débridement dans le cas d'opération doit se faire en bas. Il se fera au contraire en dedans dans la hernie sous-pyramidale. Le collet est alors limité en haut par le bord inférieur du muscle pyramidal, en bas par le bord supérieur du grand ligament sacro-sciatique et en dehors par le paquet vasculo nerveux qui comprend de dedans en dehors l'artère ischiatique, les nerfs et vaisseaux honteux internes et le nerf sciatique. Dans la hernie sous-épineuse le sommet du sac se trouve en contact en haut avec le bord inférieur du grand ligament sacro-sciatique, en bas avec le bord supérieur du petit, et en dehors avec l'arcade osseuse, recouverte par le tendon de l'obturateur et côtoyée par l'artère ischiatique et les vaisseaux honteux ; le débridement se fait en dedans.

Les rapports du sac changent suivant les dimensions et le trajet de la hernie. Les insertions puissantes du grand fessier à l'os iliaque et à l'aponévrose lombaire, celles des petit et moyen fessiers au même os et à l'aponévrose qui les recouvre et unit le bord supérieur du grand fessier au fascia-lata, la présence du grand trochanter et des nombreux tendons qui s'y insèrent font que la hernie ne peut s'étendre en haut et en avant. L'absence de tissu cellulaire à la marge de l'anus, la confusion et l'enchevêtrement des fibres musculaires qui s'y insèrent empêchent le sac de se développer en arrière et en dedans. Il ne reste à la hernie pour se développer que la région de la fesse et de la cuisse. Elle tend à descendre par son poids et par la disposition du tissu cellulaire de la région, abondant au pourtour du nerf sciatique. Elle s'étale d'abord sous les muscles qu'elle refoule et dont elle détruit les fibres. Le sac peut se confondre avec elles, comme le prouve le fait de Knüppel qui trouva un sac lardacé. Elle peut même détruire complètement les muscles et ulcérer la peau ainsi que l'a constaté Schreger. Lorsqu'elle est volumineuse, la hernie descend le long du nerf sciatique, elle descendait jusqu'au mollet dans le cas de Papen et jusqu'au milieu de la cuisse dans celui de Knüppel.

Le contenu du sac est variable. Dans les grosses hernies on trouve à la fois du gros et du petit intestin. On peut y rencontrer l'épiploon. L'ovaire s'y trouve dans quelques cas.

Koussmine cite dans la *Revue de chirurgie* d'avril 1895, à propos des hernies de l'ovaire dans la fesse, les cas de

Schillbach; deux sont rapportés par Le Dentu et un par Velpeau; nous devons y joindre celui de Papen.

La hernie ischiatique se présente habituellement sous la forme d'une tumeur ronde, de volume variable, dont les caractères sont difficiles à reconnaître, étant donné l'épaisseur de la couche qui la recouvre. Elle est ordinairement bosselée, rénitente et plus ou moins réductible. Elle augmente dans la marche, l'effort et la toux. Ces caractères, joints à la réductibilité de la tumeur, ont permis, dans quelques cas, de la diagnostiquer.

Elle présente dans ces cas tous les symptômes des hernies et peut s'étrangler. Elle provoque rarement des troubles de la défécation, mais cause des douleurs lombaires et intestinales vagues. Certains malades sont obligés de rester couchés et ne peuvent faire aucun travail pénible. La marche est surtout douloureuse; nous attribuons cette douleur aux frottements de l'intestin contre le grand trochanter.

Le diagnostic doit être fait avec les tumeurs de la région. Les lipomes et les myxomes y sont assez fréquents. Ces tumeurs se développent plus lentement, n'augmentent pas après des exercices violents et ont une consistance plus ferme.

D'après Schwab et aussi d'après Jaboulay, on doit, même dans les cas où on est sûr du diagnostic de la tumeur, songer à la possibilité d'une hernie. Ces tumeurs prennent en effet naissance dans le tissu cellulaire de l'échancrure; elles attirent par leur poids le tissu cellulaire du bassin et le péritoine sus-jacent, qui vient alors pousser des diverticules dans les orifices que nous avons signalés. Sous l'influence d'une cause traumatique, d'un effort ou d'une chute, l'intestin pénètre dans les culs-de-sac ainsi formés et la hernie se produit.

La fréquence de cette hernie est presque négligeable si on la compare aux autres hernies. Elle se rencontre plus souvent chez la femme, où on l'a constatée trois fois sur cinq, parce que, dit Meinel, l'échancrure sciatique est plus volumineuse chez elle. Elle se trouve aussi deux fois plus souvent à droite qu'à gauche. Le côté où siège la hernie est rapporté dans 14 cas; on la trouve 10 fois à droite. Elle peut être acquise ou congénitale, comme le dit Schreger. Souvent elle s'étrangle; c'est là ce qui aggrave son pronostic et doit déterminer le chirurgien à intervenir et non à appliquer des bandages comme on l'a fait le plus souvent.

CHAPITRE II

Hernies périnéales.

Il est difficile au premier abord, étant donné la constitution anatomique du périnée, d'en concevoir les hernies. Le périnée, ou plancher du bassin, est en effet formé de trois plans superposés de muscles et d'aponévroses résistantes. Ces parties sont intimement unies entre elles et aux organes qui les traversent. On n'y trouve pas de larges orifices, livrant passage à des vaisseaux et nerfs volumineux accompagnés d'une abondante quantité de tissu cellulaire, comme aux autres régions herniaires. Le périnée de l'homme n'est traversé que par des vaisseaux de petit calibre qui se rendent aux organes génitaux ou qui en partent. Ces vaisseaux sont entourés d'une petite couche de tissu conjonctif qui se confond avec les aponévroses.

Chez la femme la présence des organes génitaux complique la région, mais sans rien lui ôter de sa résistance.

Ces organes essentiellement musculaires prennent de solides attaches sur les parois du bassin en se confondant avec les parties voisines.

Les muscles du périnée tendent, en se contractant, les aponévroses périnéales, ce qui augmente sa résistance à la puissance des muscles abdominaux et du diaphragme. L'action de ces derniers muscles, accrue du poids des viscères abdominaux, n'agit pas suivant une ligne verticale ; d'un autre côté la mobilité des viscères et l'irrégularité du plan supérieur du périnée font que cette force se répartit inégalement sur lui. Il est cependant un point faible : c'est l'espace où le plancher périnéal n'est formé que du releveur de l'anus et de tissu cellulaire ; nous verrons ultérieurement que c'est là que se font la plupart des hernies périnéales.

Ces hernies ont été étudiées par Scarpa[1], en 1823, en un mémoire publié dans les *Archives de médecine*. Il cite les observations de chirurgiens antérieurs : Pipelet[2], qui fit la première communication sur les hernies intermusculaires de la vessie ; Méry[3], qui parla de ces hernies chez la femme ; Smellie, Chardenon[4], Papen et Bosc, qui en citèrent aussi des exemples. Richter[5] dit, en 1789, que ces hernies périnéales se forment entre le rectum et la vessie par une fente au niveau du releveur et qu'elles font ou non saillie au pourtour de l'anus.

[1] Hernie du périnée (*Arch. de méd.*, p. 50-70, 1823).

[2] *Mém. de l'Acad. roy. de chirurgie.*

[3] *Académie roy. des sciences*, 1719.

[4] Chardenon (voir Leblanc, *Précis d'opérat. de chirurg.*, t. II)

[5] *Traité des hernies.*

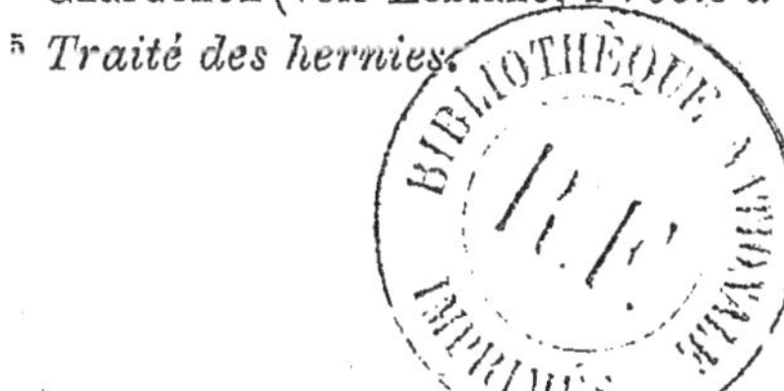

Chopart et Desault doutent de leur possibilité (1789).

Sabatier[1] (1797) admet la possibilité des hernies périnéales à travers une fente musculaire.

A. Cooper[2] distingua peu après Scarpa (1838) ces hernies intermusculaires des entérocèles vaginales.

Lawrence décrit des hernies intermusculaires entre la vessie, le vagin et le gros intestin. Boyer les admet, mais dit qu'elles peuvent aussi se produire entre le releveur et le sphincter externe de l'anus.

Jacobson décrit les entérocèles vaginales.

Hager comprend sous le nom de hernies périnéales celles qui se font du pubis à l'anus. C'est la même définition que donne Walter (1851).

Wolf[3] rapporte dans sa thèse (1880) deux cas de hernies périnéales.

Ebner, dans un dernier travail, en 1888, réunit une soixantaine d'observations. C'est à cet auteur que nous empruntons les principaux éléments de notre étude. Comme lui nous décrirons séparément les hernies périnéales de l'homme et celles de la femme.

HERNIES PÉRINÉALES CHEZ L'HOMME

Les anatomistes divisent le périnée de l'homme en antérieur et postérieur, ce qui nous permet de distinguer

[1] *Méd. opératoire*, t. I, p. 154.
[2] *Œuvres chirurgicales.*
[3] *Ueber Perinhernie.*

des hernies périnéales antérieures et des hernies périnéales postérieures.

Hernies périnéales antérieures et postérieures. — Ce sont celles qui se font entre la ligne biischiatique et le pubis. Pipelet nous en donne un bel exemple : un homme, porteur d'une hernie inguinale droite, glissa les jambes écartées. Il éprouva aussitôt une douleur violente dans la région du périnée. Peu à peu cette douleur se dissipa. Quelque temps après, en sautant un fossé, cet homme ressentit la même douleur, mais plus vive et persistante. Il lui semblait avoir un poids suspendu au périnée. Des troubles de la miction ne tardèrent pas à se montrer ; pour uriner, le malade était obligé de se pencher en avant et de presser sur son périnée. On constatait dans cette région une tumeur molle, oblongue, de la grosseur d'un œuf de poule, que la pression faisait disparaître en provoquant l'émission d'une certaine quantité d'urine. Elle paraissait rentrer dans le bassin, le long du côté droit de l'urètre. Le doigt qui la suivait pouvait alors pénétrer dans un orifice situé près du raphé. Il s'agit là évidemment d'une hernie de la vessie à travers le périnée antérieur. Ce viscère est appelé, par sa situation, ses connexions, son extensibilité, à se trouver dans toutes les hernies de cette région ; suivant son état de plénitude il fera hernie seul ou conjointement avec des anses intestinales.

Pour que cette hernie puisse se produire, il faut que le périnée antérieur ait subi de profondes modifications et ait été en partie détruit. Il peut l'être à la suite d'une chute, d'une opération qui aurait laissé une cicatrice incomplètement fermée, d'abcès, de phlegmon de la région. L'effort, le saut sont des causes déterminantes.

Cette hernie, qui est rare chez l'homme, est fréquente chez la femme, où nous la retrouverons sous le nom de cystocèle vaginale.

A côté de cette hernie nous devons signaler les hernies qui font saillie dans le périnée antérieur, mais qui viennent de la région postérieure, ou mieux de la limite des deux régions. Nous allons voir, en effet, que presque toutes les hernies périnéales se font à ce niveau, et qu'elles font saillie, suivant leur volume, dans l'un ou l'autre périnée ; c'est ce qui fait dire à Berger que toutes les hernies du périnée ne sont que des variétés, ou même des degrés d'une seule espèce de déplacement viscéral, la hernie du cul-de-sac de Douglas. Mais auparavant il est nécessaire de rappeler ici brièvement la disposition anatomique du plan supérieur du périnée et des viscères qu'il supporte.

Ce plan est constitué par l'aponévrose périnéale supérieure. On trouve en avant la prostate et la vessie, qui reposent sur la partie antérieure de l'aponévrose périnéale moyenne, et sont entourées latéralement par les aponévroses de l'obturateur et du releveur qui leur forment une loge fermée en haut et en arrière par le péritoine. Après avoir tapissé la face supérieure de la vessie, dont il est séparé par du tissu cellulaire lâche, le péritoine descend plus ou moins bas sur sa face postérieure, se réfléchit sur la face antérieure du rectum, à environ 8 centimètres de l'orifice anal, formant ainsi un coude ou cul-de-sac ouvert en haut, cul-de-sac recto-vésical que prolonge en bas une cloison fibreuse connue sous le nom d'aponévrose prostato-péritonéale. Cette aponévrose s'insère en bas sur le bord postérieur de l'aponévros périnéale moyenne et latéralement elle se confond avec l'aponévrose du releveur de l'anus. Elle est constituée par des lamelles conjonctives qui peuvent se disjoindre et donner passage au cul-de-sac. L'iléon étant la portion du tube digestif qui le remplit normalement, c'est lui qu'on trouve ordinairement dans presque toutes les hernies périnéales.

Voyons par quel mécanisme elles se produisent :

D'après la plupart des auteurs il faut voir dans le plus ou moins de profondeur du cul-de-sac une cause prédisposante. Scarpa admet deux causes : une largeur considérable du bassin, un allongement du mésentère, et un relâchement du cul-de-sac, relâchement auquel nous attribuons une cause générale, scrofule, lymphatisme, arthritisme et cachexie. Les anses intestinales contenues normalement en petite quantité dans le cul-de-sac y descendent en plus grande masse et le font progresser à travers la cloison recto-vésicale qui se dédouble. Si le cul-de-sac reste au-dessus de l'aponévrose, la hernie est incomplète et n'est pas apparente au périnée; elle n'y apparaît qu'à la suite d'une rupture musculaire.

Nous devons rappeler que, chez le fœtus et le nouveau-né, le bassin est peu développé. Les diamètres verticaux l'emportent sur les transversaux. Ces derniers se développent au fur et à mesure que les viscères pénètrent dans la cavité pelvienne. Le cul-de-sac recto-vésical est, au contraire, très developpé, comme l'ont démontré Kölliker,

Brischer et Zuckerkandl. Chez quelques individus il conserverait ses dimensions premières. Non seulement il persisterait, d'après Ebner, mais sa partie la plus déclive s'insinuerait parfois congénitalement entre les fibres du releveur de l'anus. Cette disposition constituerait, d'après cet auteur, une véritable amorce pour les hernies. Le cas de Scarpa semble justifier cette manière de voir. Il fit l'autopsie d'un homme porteur d'une hernie périnéale. Il constata que le sac ne présentait pas d'adhérence avec la peau. Sous le tissu cellulaire il reconnut la présence des fibres du releveur de l'anus écartées les unes des autres ; les plus minces occupaient le centre de la tumeur ; les autres, nombreuses, formaient des faisceaux qui se portaient sur le collet de la hernie et formaient des irradiations sur les parois du sac. L'orifice de sortie avait près d'un pouce de diamètre.

C'est le plus souvent à travers des fissures musculaires que sort la hernie, qui devient alors complète. Ces fissures musculaires siègent ordinairement dans les muscles releveur de l'anus et ischio-coccygien. Elles peuvent être congénitales ou acquises. Les muscles du périnée se contractent en effet énergiquement dans l'effort. Si quelques fibres musculaires viennent à se rompre la hernie se produit facilement, car le plancher périnéal n'offre plus qu'une faible résistance à la pression des viscères ; il n'est en effet formé, entre l'ischion et l'anus, que par le muscle releveur, complété par l'ischio-coccygien. Ces deux muscles sont peu épais, ne sont recouverts que par deux faibles aponévroses ; la supérieure est en contact avec le péritoine, dont elle est séparée par du tissu cellulaire lâche, et l'inférieure avec l'aponévrose périnéale superficielle, dont elle est séparée par le tissu cellulaire du creux ischio-rectal.

Ces fissures musculaires sont fréquentes. Ebner a réuni une soixantaine d'observations de hernies périnéales, et a fait des recherches sur le périnée de ces sujets, dont 42 hommes et 18 femmes. Le sujet le plus jeune avait 13 ans, le plus âgé 81. Il a remarqué sur 25 d'entre eux 47 fentes dans les muscles releveurs et ischio-coccygiens, et cela 7 fois seulement chez l'homme; entre l'ischio-coccygien et le coccyx 21 fois chez l'homme. Des sujets présentaient donc à la fois ces deux variétés de fentes musculaires. C'est par ces orifices, dit-il, que se font les hernies périnéales. Il appelle antérieures celles qui sortent entre le releveur et l'ischio-coccygien, les autres postérieures. Il les compare enfin à celles qui se produisent chez le chien entre le releveur de l'anus et le releveur de la queue.

Les hernies auxquelles ces orifices musculaires ont livré passage viennent faire saillie au périnée. Petite, la hernie reste située entre l'ischion et l'anus ; volumineuse, elle chemine dans le tissu cellulaire et vient faire saillie soit en avant, soit en arrière. Celles qui font saillie en arrière de l'ischion sont les hernies périnéales postérieures. Lorsqu'il n'y a pas de fissure musculaire, la hernie se forme d'après un autre mécanisme : le cul-de-sac se fraye un chemin à la façon des collections purulentes de la région. Il glisse dans les interstices cellulo-graisseux. Ce tissu cellulaire sous-jacent au cul-de sac communique avec celui qui entoure le rectum et avec le creux ischio-rectal, dans lequel la hernie peut s'engager, après avoir contourné la dernière portion du tube digestif. Ebner a constaté dans un cas une hernie intermusculaire de la paroi antérieure du rectum, et, de chaque côté, un sac herniaire qui plongeait dans le creux ischio-rectal. La hernie peut aussi passer en arrière et venir faire saillie sur les côtés de l'anus qu'elle refoule soit à droite, soit à gauche. Souvent elle s'insinue entre les fibres du sphincter externe et apparaît à la marge de l'anus.

La saillie qu'elle forme alors est plus ou moins prononcée suivant la quantité d'intestin herniée. Son volume varie de la grosseur d'un œuf à celle d'une tête fœtale. Elle est ordinairement piriforme, à grosse extrémité tournée en bas. Le pédicule semble remonter dans le périnée et est compris entre l'ischion et l'anus.

Cette tumeur est molle, rénitente, sonore ou mate à la percussion, suivant l'état de vacuité ou de plénitude de l'intestin. Elle est presque toujours réductible. Elle augmente après une marche, dans la station verticale prolongée, tend, au contraire, à disparaître dans le décubitus. Comme toutes les hernies, elle est tendue dans l'effort ; elle donne, dans la toux, la sensation d'impulsion.

La tumeur s'est formée petit à petit, ou subitement, à la suite d'un effort, d'une chute. Le malade de Scarpa a vu apparaître sa tumeur en enjambant un fossé pour faire passer un enfant. Celui de Pipelet a glissé, les jambes écartées. Hemo [1] rapporte le cas d'un artilleur qui fit une chute sur le périnée, etc... La cause déterminante est donc le plus souvent un effort.

[1] *Archiv. med. Belg.*, 1880.

Quant aux troubles fonctionnels qu'elle provoque, ils sont variables. Certains malades ne sont pas du tout incommodés par leur tumeur. D'autres éprouvent des douleurs vagues dans le bas-ventre ; ils ont la sensation d'un poids au périnée ; il y a, par moments, des coliques, des tiraillements d'estomac, des douleurs lombaires vagues qui s'irradient parfois aux cuisses. Chez quelques-uns, la tumeur est par instants douloureuse.

Bien qu'elle ne comporte pas un pronostic fâcheux, la hernie périnéale est toujours grave, car elle provoque souvent des troubles gastriques. Les malades souffrent en allant à la selle, ont peu d'appétit, et perdent graduellement leurs forces. Cette hernie peut, dans certains cas, présenter des phénomènes d'étranglement, et alors il est nécessaire d'intervenir chirurgicalement.

La plupart des praticiens qui ont diagnostiqué cette hernie se sont contentés de la maintenir réduite à l'aide d'appareils spéciaux, d'un tampon maintenu par un bandage en T.

Le diagnostic, basé sur les caractères généraux des hernies, doit être fait avec les tumeurs de la région périnéale.

HERNIES PÉRINÉALES DE LA FEMME

Elles sont plus fréquentes que chez l'homme. Nous distinguerons les hernies qui se produisent dans les parois vaginales, ou hernies périnéales antérieures ; celles qui se produisent dans la partie inférieure de la grande lèvre, hernies périnéales moyennes ; enfin, celles qui se font en arrière de l'utérus et du vagin, hernies périnéales postérieures.

1° *Cystocèle.* — La hernie qui se produit dans la paroi vaginale antérieure porte le nom de cystocèle, la vessie étant l'organe qu'on y trouve le plus souvent. A côté de cet organe, on peut rencontrer l'ovaire prolabé, faisant hernie dans la paroi vaginale.

La cystocèle vaginale a été bien étudiée par Drouet [1] dans sa thèse inaugurale. Nous lui empruntons une partie de notre description.

Elle n'est guère connue que depuis ce siècle. C'est à peine si l'on en trouve une dizaine d'observations dans les auteurs de la fin du siècle dernier. Verdier, Hoin, Sandifort [2], Sabatier, Boyer, Cooper et Cloquet sont les premiers qui en fassent mention. Au début de ce siècle, Rognette et Mme Rondet la signalent; mais c'est Malgaigne qui y insiste particulièrement.

Il faut, pour expliquer le silence des chirurgiens et accoucheurs antérieurs, considérer que, comme la rectocèle, elle produit rarement des accidents assez graves pour nécessiter l'intervention. D'un autre côté, comme le prouve le mémoire de Mme Rondet, les femmes atteintes de cystocèle vaginale consultent le plus souvent des sages-femmes qui méconnaissent la lésion, la confondent avec un prolapsus utérin et la traitent de même.

Chargé de faire délivrer des bandages herniaires aux gens nécessiteux, Malgaigne constata pendant les mois

[1] Th. de Paris, 1861.

[2] *Observat. path.*

d'octobre et novembre 1843 que, sur 100 femmes atteintes de hernie, 30 présentaient des prolapsus du vagin, dont 22 cystocèles et, parmi ces dernières, 6 cystocèles simples. Il trouva encore, pendant les mois de mai et juin, 89 femmes atteintes de hernies, 26 avec des prolapsus, dont 17 cystocèles, 12 simples.

Huguier a également constaté la fréquence de la cystocèle. Jobert ne veut pas ranger la cystocèle parmi les hernies. Mais, si la hernie se définit l'issue d'un viscère abdominal à travers un orifice des parois, la cystocèle est bien une hernie, car, en dehors de l'orifice qu'elle se creuse dans les fibres musculaires de la paroi vaginale, elle vient faire saillie au périnée par l'orifice vulvaire. Elle n'a pas de sac péritonéal ; ce qui lui tient lieu de sac, c'est la paroi vaginale et surtout la muqueuse, lorsque la hernie se fait à travers une fissure de la paroi musculaire du vagin.

Comment se fait cette hernie ? Voilà ce que les rapports de la vessie et du vagin vont nous faire comprendre. Séparée, dans sa partie supérieure, de la paroi vaginale par du tissu cellulaire, la vessie se confond avec elle dans sa partie inférieure, de telle sorte que l'urètre, à sa naissance, semble creusé dans la paroi vaginale. La vessie de la femme est normalement plus volumineuse que celle de l'homme ; cette différence de dimension est due en partie à la largeur du bassin plus considérable chez elle et aussi à l'habitude de rétention vésicale prolongée qu'elle s'impose. La vessie pleine presse et refoule la paroi vaginale. Si cette dernière n'est pas suffisamment résistante elle cède et la cystocèle commence à se produire.

Les causes qui affaiblissent la résistance des parois

vaginales prédisposent à sa formation. Ces causes, multiples, sont des maladies générales, scrofule, lymphatisme, arthritisme, des traumatismes, accouchements multiples ou laborieux, abus du coït. Ces causes distendent les parois vaginales, les rendent flasques et molles, en même temps qu'elles peuvent détruire un certain nombre de fibres musculaires. Les professions qui imposent un travail pénible, les blanchisseuses, les journalières y sont plus particulièrement prédisposées. La station verticale prolongée sur les pieds ou les genoux doit également être prise en considération.

Les causes directes sont l'accouchement, une chute, un effort pour soulever un fardeau, les affections pulmonaires. Sous l'influence de ces causes la vessie fait d'abord une saillie dans le vagin. Le tubercule antérieur du vagin paraît plus développé que normalement. Mais, peu à peu, sous l'influence de l'effort ou de la rétention volontaire, la tumeur augmente ; elle arrive au contact de la paroi postérieure, puis fait apparition à la vulve.

La tumeur, au début, a la même couleur que la paroi vaginale, puis elle se modifie : les plis disparaissent, la muqueuse s'épaissit, devient violacée et tend à se confondre avec la peau. Elle descend entre les jambes, peut dans quelques cas s'ulcérer.

La cystocèle à ce moment offre des caractères qui la font facilement reconnaître. Elle se présente sous la forme d'une tumeur conoïde à base inférieure. Le sommet du cône se perd dans la paroi vaginale et permet une certaine mobilité. Elle est molle, facilement réductible, mais ne tarde pas à se reproduire. La pression, les tentatives de réduction provoquent l'émission d'une certaine quantité d'urine. La tumeur augmente dans la station debout, dans la défécation, tend à disparaître dans le décubitus. Elle provoque une sensation de pesanteur au périnée ; les femmes ressentent comme un corps étranger logé dans le vagin. Les troubles de la miction sont fréquents : pour uriner, les malades sont obligées de presser sur la tumeur. Le jet de l'urine est modifié, peut s'étaler en éventail ou se diviser ; sa direction est variable : souvent les malades urinent contre leur chemise. Cela vient de ce que les rapports de l'urètre sont changés : la vessie est en effet divisée en deux poches, l'une qui occupe la position normale du viscère, l'autre contenue dans la paroi vaginale ; si cette dernière est la plus volumineuse, l'orifice supérieur de l'urètre devient inférieur, l'inférieur supérieur. On se rend compte de cette disposition en sondant les malades : pour vider leur vessie, on est obligé, en faisant le cathétérisme, de relever le pavillon de la sonde.

Chez quelques malades l'urine s'écoule continuellement, produit une irritation des téguments qui peuvent s'ulcérer et s'infecter. Ce sont ces complications qui aggravent le pronostic de la cystocèle, dont le traitement chirurgical a été décrit dans les ouvrages suivants :

Cystopepsie pour cure de la cystocèle vaginale (Dunoret, *Ann. gynéc.*, 1890).

Etude sur les divers modes de traitement de la cystocèle vaginale (Jaubert, th. de Paris, 1890).

Quant au diagnostic, il doit se faire avec les kystes du vagin ; ces derniers sont plus tendus, irréductibles, et ne provoquent pas de troubles de la miction.

2° *Rectocèle.* — Comme la cystocèle, la rectocèle a été

longtemps confondue avec les prolapsus du vagin. Sabatier l'en distingue en 1757. « On confond souvent avec le renversement du vagin des tumeurs plus ou moins irrégulières, qui se présentent entre les grandes lèvres et qui semblent venir de la paroi antérieure ou de la paroi postérieure du vagin. »

Verdier, Sandfort en citent des observations. Bellini et Monteggia s'en occupent à l'étranger. Malgaigne[1] fait paraître un premier mémoire en 1838 où il dit « n'avoir vu nulle part mention de cette affection qui paraît assez commune, puisqu'il en a recueilli huit observations personnelles en peu de temps. » Deux ans plus tard, il fait paraître un nouveau mémoire sur la rectocèle portant sur quatre-vingts observations. Il cite dans son travail Sabatier, Richter et Monteggia. Ces mémoires mettent en quelque sorte la question à l'ordre du jour. Vidal de Cassis parle dans son *Traité de chirurgie*, paru en 1839, de la hernie de la partie inférieure du rectum à travers la vulve. La même année, Forgel publie des considérations sur la rectocèle. Coze l'étudie dans sa thèse. Gros fait un article sur cette affection dans la *Gazette médicale de Strasbourg*. Cavellier l'étudie en 1868 dans une thèse, et Mollière publie des considérations sur un cas de rectocèle vaginale et sur son traitement chirurgical (1875), *Lyon médical* (t. XIX, p. 39). La rectocèle est la hernie de la paroi antérieure du rectum à travers la paroi vaginale postérieure. C'est l'homologue de la cystocèle. Son étiologie a été bien discutée. Chaque auteur lui donne

[1] Mémoire sur un prolapsus partiel du rectum dans le vagin à travers la vulve (*Ac. de méd.*, 1830.

une cause différente. Sabatier dit « que les tumeurs qui viennent de la partie postérieure du vagin n'augmentent de volume que lorsque les malades ont été longtemps sans aller à la selle. » Pour lui la cause première est la constipation, le relâchement de la paroi vaginale la cause secondaire : « le rectum ne peut être distendu sans faire bosse dans le vagin et, s'il se trouve d'une contexture lâche et délicate, il cède peu à peu et produit les tumeurs dont il s'agit. »

Malgaigne rejette comme cause la constipation et dit qu'elle n'est qu'une conséquence de la hernie. Pour Van Swieten la cause la plus fréquente est l'accouchement, plus rarement la constipation. Monteggia donne comme cause le relâchement partiel du vagin, une trop grande ouverture de ce canal, une rupture du périnée.

D'après Coze, il y a quatre causes : la grossesse et la constipation qui lui est souvent associée, le grand nombre des accouchements et leur difficulté, les fistules, les abcès, les ruptures de la paroi, enfin les traumatismes.

Mollière admet des causes qui agissent sur le vagin en le dilatant, celles qui agissent sur ses moyens de fixité en les relâchant et celles qui agissent sur la paroi en la détruisant.

Il faut, croyons-nous, admettre des causes prédisposantes, inhérentes à l'individu, et des causes déterminantes. Parmi ces dernières il faut surtout citer la constipation et l'accouchement difficile. Gunz dit : « Cette hernie n'est pas produite par toutes sortes d'accouchements difficiles, mais plus particulièrement par ceux où, l'enfant étant mal tourné, la sage-femme introduit ses mains sans précaution et avec effort pour le retourner dans la matrice.

Rien ne relâche et n'affaiblit tant les parties molles telles que le vagin, que la contusion de ces parties .» Les ruptures du périnée prédisposent à la rectocèle, car la cloison vaginale postérieure n'a pas de point fixe en bas et son extrémité supérieure tend à tomber vers l'inférieure. Il en résulte un coude que le rectum vient combler si le sujet est habituellement constipé.

Parmi les causes prédisposantes nous rangeons la station verticale prolongée, les travaux pénibles. La cause déterminante est l'accouchement. On trouve des cas dans lesquels la tumeur se produit pendant le travail, gêne le passage de la tête, qui ne descend que lorsque la tumeur est réduite. Les chutes pendant la grossesse jouent un grand rôle dans la production de cette hernie. La rectocèle se produit ou brusquement ou lentement.

Elle apparaît sous la forme d'une tumeur peu saillante au début et qui augmente petit à petit. Elle est ronde, quelquefois bosselée, rétrécit le canal vaginal dont elle met en contact les parois. Cette tumeur peut faire saillie à la vulve et subir les modifications que nous avons décrites à propos de la cystocèle. La rectocèle se fait aux dépens de la paroi antérieure du rectum, dans la partie de cet intestin sous-jacente au cul-de-sac de Douglas. Elle ne présente pas de sac. Dans les rectocèles volumineuses cependant, on peut trouver une partie de rectum recouvert de péritoine.

La rectocèle provoque des troubles digestifs. A côté de la constipation opiniâtre, il faut mentionner des douleurs et coliques intestinales violentes irradiées aux lombes.

Le diagnostic se fait par le toucher vaginal et par le toucher rectal. Le doigt introduit dans le vagin sent une tumeur molle, pâteuse, qui se réduit en partie, conserve l'empreinte du doigt. Le doigt introduit dans le rectum, suivant la paroi antérieure, se recourbe en crochet et pénètre dans la tumeur.

Le traitement de la rectocèle est le même que celui de la cystocèle. On réduit et on maintient par un pessaire. Nous renvoyons aux traités de gynécologie pour le traitement chirurgical.

3° *Hernie périnéale moyenne.* — Elle siège dans la moitié inférieure de la grande lèvre et a été bien décrite par Cooper qui dit : « Cette hernie est facile à distinguer de la hernie inguinale de la grande lèvre. En effet, elle n'a pas de communication avec l'anneau inguinal et ne détermine aucune tuméfaction dans la partie supérieure de la grande lèvre. La tumeur occupe à peu près le centre de celle-ci et s'étend au côté interne de l'ischion dans la cavité du bassin. On la sent comme une boule dans l'épaisseur de la grande lèvre et, si l'on introduit un doigt dans le vagin, on reconnaît qu'elle s'étend dans la cavité pelvienne, entre le vagin et l'ischion, vers l'utérus, où l'on cesse de la percevoir. » Cooper l'appelle hernie vulvaire. Il la distingue ainsi de la hernie vaginale qui fait saillie dans le vagin, soit immédiatement au-dessous du méat urinaire, soit sur les côtés de ce canal.

D'autres auteurs s'étaient déjà occupés de cette hernie. Hartman rapporta, en 1688, à l'Académie de médecine, une dissection qu'il fit d'une hernie vulvaire formée par la vessie. Méry parle de la hernie qui se produit entre l'anus et la partie inférieure de l'orifice de la matrice, c'est-à-dire entre la partie inférieure de la grande lèvre, la marge de l'anus et l'ischion.

Smellie observa deux fois ces hernies. Papen et Bosc les décrivent sous le nom de hernie vaginale. Scarpa en a constaté deux cas, l'un chez une vierge, l'autre chez une femme enceinte.

D'après ces auteurs, la hernie vulvaire se forme surtout pendant la grossesse. Elle apparaît subitement et à la suite d'une chute ou pendant le travail. Les malades éprouvent une douleur violente à ce niveau et une tumeur paraît dans la grande lèvre. D'après Verdier, elle serait fréquente et peu dangereuse, puisqu'elle peut disparaître après l'accouchement, comme il l'a constaté dans plusieurs cas.

Dans la plupart des cas connus cette hernie était constituée par la vessie. La tumeur disparaissait par la pression en provoquant l'émission d'une certaine quantité d'urine. Elle était d'autant plus saillante que la malade était restée plus longtemps sans uriner.

Pour expliquer sa production, il faut se rappeler que la vessie peut prendre une forme bizarre chez les femmes enceintes, surtout chez celles qui ont des déviations utérines. La vessie pousse alors des diverticules autour du vagin. Elle s'étale sur ce canal en formant un fer à cheval. Si les parois du canal sont suffisamment résistantes, elle s'insinue entre l'ischion et le vagin et vient faire saillie au niveau de la grande lèvre.

La tumeur qu'elle forme est plus ou moins saillante. Elle est molle, réductible, sans adhérence avec la peau. Elle présente ordinairement un pédicule qui fuit derrière l'ischion. Elle augmente dans la station verticale, disparaît dans le décubitus. Le doigt qui presse sur elle peut s'engager derrière l'ischion.

On peut trouver à côté de la vessie des anses intestinales, ou simplement ces dernières dans la grande lèvre. Voici comment l'intestin vient jusque-là. Le cul-de-sac de Douglas peut s'insinuer, comme nous le verrons en étudiant la hernie rétro-utérine, entre les fibres du releveur de l'anus et du sphincter de la vulve. Il vient alors faire saillie à la partie inférieure de la grande lèvre et la tumeur qu'elle forme présente les caractères de l'entérocèle.

La hernie de la grande lèvre doit être distinguée des tumeurs liquides de cet organe. Pour faire ce diagnostic on s'appuiera sur les caractères généraux des hernies. Les tumeurs liquides de la grande lèvre ont un début obscur, insidieux. A mesure que la tumeur augmente, la grande lèvre prend la forme d'une poire dont la grosse extrémité est tournée en bas et en arrière et dont la queue aboutit au mont de Vénus. Nous savons que la hernie laisse complètement libre cette partie. La tumeur liquide est mobile, facilement saisissable entre les doigts, tandis que la vessie et l'intestin fuient. Elle est mate, irréductible. Malgré ces caractères, la confusion a été souvent faite. Desault cite un cas qu'il prit pour un kyste et il trouva une hernie en opérant. Boyer parle, dans son *Traité des maladies chirurgicales*, d'une femme enceinte qui vit apparaître, à la suite d'un effort, une tumeur qu'on diagnostiqua hernie et qui était un kyste.

Broca raconte qu'une femme, ayant monté sur une chaise, fit une chute à cheval sur le coin d'un meuble. Elle ressentit une douleur vive à la vulve et une tumeur apparut dans la grande lèvre gauche. On porta le diagnostic de hernie, mais on trouva le lendemain une ecchymose qui occupait la grande lèvre et une partie de la cuisse ; on fit alors le diagnostic d'épanchement sanguin. Ce diagnostic devra être fait dans tous les cas analogues.

La hernie de la grande lèvre se distinguera de la bartholinite par les commémoratifs.

Cette hernie comporte un pronostic bénin lorsque la vessie fait seule hernie.

4° *Hernie rétro-utérine.* — Il est nécessaire de rappeler ici que le péritoine forme entre l'utérus et le rectum un cul-de-sac analogue au cul-de-sac recto-vésical que nous avons décrit chez l'homme. Ici le péritoine descend, après avoir tapissé la face supérieure de l'utérus et sa face postérieure dont il est séparé par du tissu cellulaire lâche, sur la paroi postérieure du vagin. Il ne recouvre que la partie la plus supérieure de cette paroi et se réfléchit sur la face antérieure du rectum. Au point de réflexion est le cul-de-sac signalé, appelé cul-de-sac de Douglas. La présence des ligaments qui maintiennent l'utérus dans la cavité pelvienne lui donne une forme particulière.

Les ligaments utéro-sacrés qui partent de la partie inférieure du col pour se rendre aux vertèbres sacrées en passant sur les parois latérales du rectum, embrassent en avant, entre leur bord interne, le cul-de-sac de Douglas. Il se trouve ainsi divisé en deux cavités, l'une supérieure, l'autre inférieure. Chez quelques sujets ces ligaments sont formés de deux faisceaux, celui que nous venons de décrire, et un supérieur qui constitue parfois un ligament indépendant et va s'insérer aux vertèbres lombaires; c'est le ligament utéro-lombaire. La cavité de Douglas est divisée en trois loges.

Le rectum est séparé du vagin dans sa partie inférieure par la cloison recto-vaginale qui part de la concavité du cul-de-sac en haut et s'insère en bas sur le bord postérieur de l'aponévrose périnéale moyenne. Latéralement cette cloison se confond avec les aponévroses et le tissu cellulaire du détroit supérieur du bassin. La hauteur de la cloison varie avec la profondeur du cul-de-sac.

C'est dans le plus ou le moins de profondeur du cul-de-sac qu'on doit surtout voir la cause des hernies qui nous occupent. Par suite d'une maladie générale ou locale, le péritoine perd à ce niveau de sa résistance et de sa fermeté et se laisse refouler par les viscères. On a dans ce cas un prolapsus du sac et on assiste à la formation de la hernie. Les maladies qui déterminent une exsudation abondante provoquent également cet abaissement du cul-de-sac. Le liquide venant à se résorber, les anses intestinales prennent sa place. Nous trouvons deux beaux exemples de ce mécanisme, rapportés par Péan à la *Société de chirurgie* de 1863. Il s'agit d'hydrocèles de la cloison communiquant avec la cavité abdominale. Dans le premier cas, une femme présentait une tumeur volumineuse qui soulevait la cloison vaginale postérieure qu'elle amenait au contact de l'antérieure. Cette tumeur proéminait au périnée et écartait les grandes lèvres vers leur commissure. Elle disparaissait à la moindre pression et reparaissait avec la plus grande facilité. Le diagnostic de rectocèle, d'abord porté, fut retiré, car le doigt introduit dans le vagin ne reconnaissait nulle part la présence de l'intestin. Cette femme étant morte peu après, on trouva à l'autopsie une cavité piriforme qui se continuait avec la cavité abdominale par un orifice circulaire situé au fond du cul-de-sac. Le péritoine se continuait à ce niveau et allait tapisser la cavité formée. La malade était cardiaque. Dans le deuxième cas, il s'agissait d'une femme de quarante ans qui présentait une tumeur de la grande lèvre; cette tumeur se prolongeait dans le vagin jusque vers sa partie supérieure. Elle était molle et fluctuante, disparaissait et reparaissait facilement. On fit une injection iodée et la tumeur disparut. La femme mourut d'une tumeur abdominale et on ne retrouva à l'autopsie aucune trace de sac.

Lorsque l'intestin est descendu dans le cul-de-sac ainsi prolabé, il se fraye, sous l'influence de la marche et des efforts, un chemin dans le tissu cellulaire de la région, à la façon des collections purulentes. König et Schelesinger ont étudié à ce propos la disposition du tissu cellulaire du bassin. Lâche et abondant au niveau du cul-de-sac, ce issu s'étend sous forme de lamelles à l'aponévrose périnéale profonde d'une part, du rectum au col utérin et au canal vaginal d'autre part. Il se continue avec le tissu cellulaire du reste de l'excavation en s'insinuant dans la cloison recto-vaginale, avec le tissu cellulaire du corps utérin par une couche mince et adhérente et avec celui de la dernière portion du tube digestif par un tissu graisseux qui se confond avec le mésorectum.

La hernie peut suivre ces différents chemins avant de venir faire saillie au périnée. Elle doit être distincte de la rectocèle qui est la hernie de la paroi antérieure du rectum dans la cloison vaginale postérieure.

La hernie rétro-utérine est une hernie complète. Elle a un sac propre et peut contenir les différentes parties du tube digestif. Elle peut même s'étrangler comme le prouve le cas rapporté par Salutrunsky dans sa thèse sur la rectocèle, cas dû à Pétrundi. Une femme de quarante ans, mère de six enfants, fut prise pendant qu'elle allaitait de douleurs intestinales violentes et de troubles gastriques. On la traita pour une gastrite aiguë que rien ne put faire disparaître. La constipation allait en croissant et s'accompagnait de troubles de la miction. Le Dr Pétrundi fit le toucher vaginal et reconnut un utérus normal mis en antéversion par une tumeur oblongue qui, de la partie supérieure de l'utérus, descendait jusqu'au milieu de la face postérieure du vagin. La tumeur paraissait fluctuante entre deux doigts, en combinant les deux touchers; on crut qu'il s'agissait d'un abcès et on l'ouvrit par le vagin, bien qu'il fît une saillie plus accusée du côté du rectum. Il en sortit un flot de sérosité sanguinolente, suivi d'un ichor fétide, et de l'épiploon gangrené parut à la vulve.

Elle vient faire saillie au périnée après avoir passé par des fentes situées dans les muscles releveur de l'anus ou ischio-coccygien. Elle siège ordinairement dans l'intervalle compris entre l'ischion, la vulve et l'orifice anal. Suivant son volume, elle reste contenue dans cet espace ou s'étend dans la fesse, dans la vulve ou sur les côtés de l'anus.

Elle déplace souvent les orifices vulvaire et anal.

La tumeur est le plus souvent arrondie, quelquefois aplatie par les muscles sus-jacents. Elle peut avoir la forme d'une poire à grosse extrémité inférieure faisant saillie dans le vagin; la petite extrémité va se perdre sur la partie supérieure de la paroi postérieure de cet organe. Elle est molle, réductible et rentre facilement si on exerce sur elle une pression à travers la paroi vaginale, dans le sens de la direction du rectum. Elle reparaît dès qu'on cesse la pression. Elle augmente dans les efforts, après la marche, dans la toux, disparaît dans le décubitus dorsal. On sent par le toucher rectal une tumeur molle qui presse contre la paroi antérieure de cet organe dont elle rétrécit le calibre. Si on combine le toucher rectal et le toucher vaginal, on sent que la tumeur est molle, se laisse refouler à tel point qu'on peut amener la pulpe des doigts au contact.

La hernie rétro-utérine produit des phénomènes subjectifs variables. Certaines femmes ne souffrent pas et ne parlent pas de leur infirmité. D'autres ressentent comme un poids au périnée, poids qui attire petit à petit leur intestin; après la marche surtout, les douleurs sont vives. La constipation est assez fréquente et les porteurs de ces hernies sont obligés d'user de lavements fréquents. Quelques femmes, chez lesquelles la tumeur a pris un volume considérable, sont gênées dans la marche par une tumeur qui pend et ballotte entre les jambes. Cette tumeur est douloureuse dans quelques cas à la pression ; et les malades sont alors obligées de se coucher sur l'autre côté.

CONCLUSIONS

La hernie ischiatique est la plus rare des hernies du plancher du bassin. On n'en connaît guère qu'une vingtaine de cas. Elle est plus fréquente chez la femme et siège plus souvent à droite qu'à gauche.

Elle peut passer inaperçue ou être prise pour un lipome; d'ailleurs, toute tumeur peut lui donner naissance en attirant le péritoine hors de la cavité abdominale. On devra donc songer à la possibilité de cette hernie dans les cas de tumeur de la fesse.

Son volume est parfois considérable et elle est sujette, dans ces cas, à s'étrangler; il faut alors intervenir chirurgicalement.

La hernie périnéale est rare chez l'homme. Elle se montre surtout chez les sujets maigres ou cachectiques, à la suite d'un effort, d'une chute. On voit, en consultant les cas publiés par Ebner, qu'elle est plus fréquente entre quarante et soixante ans qu'entre dix et trente.

Cette hernie, qui reconnaît pour cause prédisposante un prolapsus du cul-de-sac recto-vésical, se fait à travers des fissures musculaires du releveur de l'anus et de l'ischio-coccygien. Elle vient faire au périnée une saillie plus ou moins considérable; ses caractères sont ceux des hernies en général, ce qui la distingue des autres tumeurs du plancher du bassin.

Elle est relativement fréquente chez la femme. Elle se produit dans les parois vaginales antérieure ou postérieure, cystocèle ou rectocèle, ou dans la partie inférieure de la grande lèvre, hernie périnéale moyenne, ou enfin derrière l'utérus, hernie recto-utérine. Cette dernière est due au prolapsus du cul-de-sac de Douglas, prolapsus déterminé par une maladie générale. Sa cause déterminante est le plus souvent un traumatisme, un accouchement.

TABLE

Lyon. — Imp. Pitrat Ainé, A. Rey Successeur, 4, rue Gentil. 11120

44

www.ingramcontent.com/pod-product-compliance
Ingram Content Group UK Ltd.
Pitfield, Milton Keynes, MK11 3LW, UK
UKHW021127230726
13926UKWH00002B/655

9 782014 102208